LA

MÉDECINE DENTAIRE,

Mise à la portée de tout le monde.

LA

MÉDECINE DENTAIRE

Mise à la portée de tout le monde,

OU MOYEN DE CONSERVER
SES DENTS PROPRES ET BLANCHES, DE PRÉVENIR
ET DE GUÉRIR LEURS ALTÉRATIONS,
ET LES DOULEURS DONT ELLES SONT SOUVENT LE SIÉGE;
EN UN MOT,
DE SE SOUSTRAIRE A LA NÉCESSITÉ DE LES FAIRE ARRACHER
ET AUX CONSÉQUENCES FACHEUSES QU'ENTRAINE
TOUJOURS LA PERTE DE CES ORGANES;

SUIVIE

DE QUELQUES CONSEILS AUX PERSONNES QUI SE TROUVENT
DANS LA NÉCESSITÉ D'AVOIR RECOURS
AUX FAUSSES DENTS.

PAR M. J. DIDIER,

Médecin-Dentiste.

PARIS,

IMPRIMERIE DE BUREAU, RUE COQUILLIÈRE, 22.

1845.

PRÉFACE.

L'importance des dents, le peu de soins qu'on leur accorde, l'extrême légèreté avec laquelle les personnes du monde et même quelques dentistes se décident à les sacrifier, les inconvénients sans nombre et les souffrances continuelles que les désordres de la bouche entraînent si fréquemment, sont autant de causes qui m'ont déterminé à écrire ce petit ouvrage, mon désir le plus vif étant de mettre à la portée des personnes étrangères à l'art, les moyens de veiller elles-mêmes à la conservation de leurs dents, de diminuer ainsi le nombre des victimes de ces désordres et de rendre un peu moins fréquentes les opérations qui visent à la destruction de ces organes.

Pour atteindre ce but multiple, autant du moins qu'il est en notre pouvoir, nous avons dans les cinq parties qui composent cet opuscule, cherché successivement à faire comprendre : 1° les avantages précieux qui se rattachent à la possession de belles et bonnes dents, ainsi que les conséquences fâcheuses qu'entraîne leur mauvais état ou leur perte ; 2° les moyens à mettre en usage pour maintenir les dents propres et les préserver des atteintes d'une affection des plus fâcheuses et des plus fréquentes qu'on appelle *carie* et qui, dans des bouches négligées, fait toujours de funestes ravages; 3° la conduite à suivre aussitôt que les dents commencent à s'altérer, afin de détruire ou d'arrêter à temps les progrès de ces altérations; 4° les ressources propres à combattre par des moyens éprouvés (1) les douleurs horribles que la carie produit, quand, par négligence ou par toute autre cause, on lui a laissé détruire une partie assez considérable de la substance éburnée de la dent, et mettre sa partie pulpeuse à découvert, en l'altérant plus ou moins; 5° enfin, à démontrer la nécessité d'obvier le plus favorablement possible aux inconvénients de la perte des dents. Telles sont les questions pratiques que nous nous sommes proposé d'aborder dans ce travail.

Guidé par le seul espoir de me rendre utile, je me trouverai largement dédommagé du peu de peine que m'a donné ce petit ouvrage, si les indications qu'il renferme pouvaient être profitables à quelques personnes, et contribuer à leur bien-être en leur facilitant les moyens de conserver toute leur vie l'un des dons les plus précieux de la nature, les organes dentaires.

(1) Les vertus curatives de la plupart des formules que nous avons à proposer, ont déjà fait leurs preuves par plus de douze années d'expérience pratique.

INTRODUCTION.

Avant d'entrer en matière, qu'il me soit permis de jeter un coup d'œil sur l'importance des dents. Peu de personnes savent malheureusement apprécier les immenses services que ces organes rendent à la constitution, sous le triple rapport de notre conservation, de nos relations et des avantages physiques qu'ils procurent. Aussi leur accorde-t-on généralement peu d'attention. Tous les auteurs qui ont écrit sur l'art du dentiste se sont récriés de tout temps, et avec beaucoup de raison, sur le défaut de soin que la plupart des personnes, même du monde élégant, accordent à leur bouche. C'est qu'il est en effet difficile quand on écrit sur ce sujet, de passer sous silence les choses qui choquent le plus et le plus souvent la vue; et le contraste qui existe quelquefois entre l'extrême recherche de toutes les parties de la toilette et l'état plus que négligé des dents est de ce nombre. Rien n'est plus commun que de voir des personnes très propres, très élégantes dont la bouche édentée, pleine de tartre ou de dents noircies par la carie, ressemble à toute autre chose qu'à l'organe principal de la mastication, de la déglutition, etc., et qui, par l'importance des fonctions qu'il remplit, est si important à la santé générale.

Il ne faut rien moins que les souffrances atroces que les dents occasionnent quand elles sont malades, et les difficultés qu'on éprouve à triturer les aliments, à articuler les mots, et l'aspect désagréable de la physionomie par suite de leur chute, pour faire comprendre leur utilité, tout ce que le mauvais état de la bouche et la perte des dents peuvent avoir de fâcheux, et quel prix on doit attacher à leur conservation.

Les dents servent à triturer, à lacérer les aliments. Cette opération n'a pas seulement pour but de diminuer leur volume, de faciliter leur ingestion dans l'estomac, elle sert aussi à provoquer la sécrétion de la salive, laquelle vient se mêler aux substances alimentaires. Ce mélange, cette insalivation, rend déjà le travail des dents plus aisé, et constitue un premier degré d'animalisation, une véritable digestion buccale, laquelle les rend plus aptes à l'assimilation, plus propres à la réparation de nos forces.

En imprimant au passage de l'air pulmonaire diverses modifications et en fournissant un point d'appui convenable à la langue, les dents servent aussi à l'articulation des sons. On sait en effet que sans ces organes, la parole ne peut être parfaite, et c'est avec beaucoup de raison qu'un auteur a dit : que les dents étaient à la prononciation ce que les touches sont au piano ; car de même que l'absence d'une touche nuit à l'harmonie de cet instrument, de même la perte d'une dent altère les modulations de la voix. Aussi, la privation d'une ou plusieurs dents sur le devant de la bouche est-elle un véritable malheur, surtout pour les personnes qui par leur profession sont forcées de parler en public, tels que les orateurs, certains professeurs, les avocats, les artistes dramatiques, etc. Ajoutons, qu'indépendamment des dommages que l'absence dentaire occasionne à la santé et à la prononciation, elle nuit aussi notablement aux agréments de la physionomie.

Les dents forment par leur réunion une partie du squelette de la face ; c'est leur présence sur le bord alvéolaire, leur régularité, leur propreté, leur blancheur qui complète l'ensemble de la physionomie et ses belles proportions, qui ajoute aux traits cette finesse, cette régularité, aux joues et aux lèvres ce contours charmant, au sourire cette grâce admirable. Si, par une cause quelconque, on vient à les perdre, les joues s'altèrent dans leur forme, s'excavent, les lèvres s'affaissent graduellement, rentrent dans l'intérieur de la bouche, le menton s'allonge, toute la figure se ride, perd, par le rapprochement des mâchoires, ses admirables proportions, ses formes fines et régulières qui font le caractère distinctif de la jeunesse et de la beauté, pour revêtir celui de la vieillesse et même de la décrépitude.

L'absence des dents a encore le grave inconvénient d'occasionner quelquefois un écoulement involontaire de salive, de faire cracher ou jaillir ce fluide en parlant, et de rendre la trituration des aliments presque impossible.

Leur mauvais état a des résultats presque aussi fâcheux que leur perte. Des dents douloureuses empêchent de broyer les substances alimentaires, ce qui prédispose à l'accumulation du tartre et à tous les désordres que l'abondance de cette matière dans la bouche détermine habituellement, tels que l'irritation, l'ulcération et la suppuration des gencives ; et par suite, le déchaussement, la vacillation et enfin la perte des dents. Il s'ensuit également l'altération des humeurs qui se sécrètent dans la bouche, lesquelles étant sans cesse charriées dans l'estomac, dérangent les digestions déjà troublées par les douleurs dentaires et par la difficulté de bien mâcher les aliments. Un tel état de choses n'a pas seulement le grave inconvénient de rendre la bouche mauvaise, l'haleine fétide, d'être d'un aspect sale et repoussant, de déterminer des inflammations locales plus ou moins intenses; mais encore de porter atteinte à la santé générale.

Maintenant il s'agit de savoir si ces désordres peuvent être prévenus ; s'il est possible, en d'autres termes, de se soustraire à leurs funestes conséquences. Nous ne craignons pas de répondre affirmativement. Puisqu'il en est ainsi, puisqu'on peut les prévenir, comment se fait-il que l'instinct seul de la conservation ne suffise pour faire chercher les moyens de s'en garantir? C'est qu'un grand nombre de personnes ignorent les services réels que l'art du dentiste peut leur rendre, et que d'autres sont imbues de ridicules préjugés contre le ministère du dentiste lui-même.

Si l'on joint à ces causes l'état peu avancé de la médecine dentaire, le peu d'instruction véritable d'un certain nombre de dentistes qui trouvent beaucoup plus expéditif d'arracher l'organe malade que de s'attacher à détruire les douleurs dont il est le siége, l'on se rendra aisément compte des désordres qui assiégent une si grande quantité de bouches.

Depuis Fauchard, ce grand restaurateur de la chirurgie dentaire, cet Ambroise Paré des dentistes, notre art a fait d'immenses progrès. Les écrits de ce grand praticien, ceux de Bourdet, de Jourdain, de Bunon, de Mahon, et plus récemment encore ceux de

M. Duval, de M. Delabarre père, de feu Lemaire, etc., ont puissamment contribué à faire sortir cet art de l'espèce d'obscurité, de chaos où il se trouvait auparavant, et à l'élever à la place distinguée qu'il occupe aujourd'hui, parmi les sciences exactes et directement utiles au bien-être de l'homme.

Malheureusement il n'en est pas ainsi de la médecine dentaire proprement dite ; celle-ci n'a pas suivi le même progrès que la chirurgie dentaire. Si l'on en croit même quelques passages d'Hippocrate, sur l'extrême circonspection que ce père de la médecine conseillait dans les opérations de la chirurgie dentaire et sur les cas fort rares dans lesquels il prescrivait l'extraction des dents, on serait tenté de croire que non seulement elle n'a pas avancé, mais qu'elle aurait au contraire suivi une marche rétrograde. Aucun des auteurs que nous venons de citer ne s'en est occupé d'une manière sérieuse, et si quelques-uns ont traité cette question, c'est avec beaucoup de négligence et comme d'une chose qui n'était pas de leur compétence.

Aussi, cette partie de l'art de guérir est-elle encore de nos jours presque abandonnée à quelques charlatans, dont la plupart même ignorent complétement la nature des remèdes qu'ils prescrivent. Il en résulte que le malheureux qui est en proie à ces affections n'a souvent d'autre perspective qu'une souffrance continuelle ou la perte de l'organe malade, si toutefois il a le courage d'avoir recours à l'extraction.

Si l'on réfléchit au rôle considérable qu'une dentition parfaite joue réellement dans l'entretien de la santé, on a tout lieu de s'étonner de l'espèce d'abandon dans lequel des hommes instruits qui exercent l'art de guérir laissent ces maladies, du moins sous le rapport de la thérapeutique médicale.

La difficulté qu'on éprouve souvent à appliquer le remède sur l'organe malade, c'est-à-dire sur la pulpe dentaire, peut-elle justifier un pareil abandon? Non, assurément! Toute difficile que cette application puisse paraître, elle n'est pourtant pas d'un obstacle insurmontable à la guérison des affections qui nous occupent. Si par cela même qu'on ne peut mettre le remède en contact immédiat avec le mal, il fallait renoncer à l'espoir de guérir, le médecin se verrait souvent forcé d'abandonner à elles-mêmes un grand nombre de maladies ; telles sont, par exemple, celles du foie, des intestins, de la vessie, des reins, etc., qui, plus que la pulpe des dents, ne peuvent admettre l'application immédiate des substances médicamenteuses. Cela n'empêche pas pourtant de les guérir.

Ce n'est pas seulement par des topiques qu'on obtient la guérison de ces organes ; l'absorption des médicaments qu'on ingère dans l'estomac, leur passage dans le sang, un régime alimentaire convenable, etc., modifient plus ou moins la nature de nos humeurs, produisent des réactions salutaires, et par là aussi souvent la guérison. Il en est de même des affections de la pulpe renfermée dans la cavité dentaire qui peut être, comme les organes que nous venons de citer, soumise à l'action des topiques, vivifiée par le sang, et subir aussi l'influence des moyens extérieurs et de ceux qui, portés dans le torrent de la circulation, impriment au fluide sanguin des modifications favorables.

On pourra sans doute m'objecter ce que d'avance je reconnais comme parfaitement juste : que les organes contenus dans la poitrine ou dans l'abdomen, ont, en cas d'inflammation qui augmente leur volume, un espace suffisant pour se développer, et qu'aucune résistance dure ne vient augmenter l'irritation dont ils sont le siége; tandis que la pulpe, au contraire, limitée par les parois osseuses de la dent, ne peut recevoir une quantité excessive de sang et se développer morbidement sans exercer contre ces parois une pression très douloureuse, ce qui augmente le mal et met obstacle à l'action bienfaisante des moyens qu'on lui oppose.

Cette remarque prouve déjà que les odontalgies sont des maladies plus difficiles à guérir que celles des autres parties du corps, et que par conséquent il faut s'y prendre de bonne heure pour les combattre. Il n'en résulte pas cependant qu'il soit impossible d'y parvenir.

Nous concluons donc de ces faits que la pulpe dentaire peut, comme toutes les autres parties du corps, être le siége de maladies plus ou moins graves, et que comme toutes les autres aussi elle est susceptible d'être guérie par un traitement convenable.

Depuis quatorze ou quinze années que nous nous livrons à des études sérieuses sur les maladies dentaires et sur les moyens de les combattre, nous avons acquis la certitude que les trois quarts au moins des dents qu'on veut faire arracher, et qu'on arrache effectivement, peuvent être conservées.

Mais, pour obtenir dans le traitement de ces affections tout le succès qu'on a droit d'en attendre, il faut avoir égard à la cause qui les a produites, à leur siége, à leur degré d'intensité et à plusieurs autres circonstances qui peuvent présenter des indications diverses, selon les cas. On comprend qu'une douleur qu'on éprouve dans une dent peut tout aussi bien dépendre d'une cause accidentelle, d'une inflammation des parties qui l'environnent, de la répercussion d'une maladie exanthématique, être le résultat de l'irritation sympathique du système nerveux chez les femmes enceintes, ou à l'époque des règles, ou le symptôme de douleurs céphaliques, rhumatismales, nerveuses; provenir même d'un dérangement dans le cours des menstrues, comme cela s'observe souvent chez les femmes à l'âge critique; ou enfin d'un état pléthorique qui se manifeste par des congestions vers le cerveau, des étourdissements, etc. Toutes ces causes peuvent, tout aussi bien que la carie, occasionner des douleurs dentaires, et pourtant leurs effets réclament l'emploi de moyens très différents (1).

On ne peut donc exercer avec succès la médecine dentaire sans une connaissance exacte de l'étiologie des maladies en question; et pour qu'un médecin obtienne les meilleurs résultats possibles, il faut qu'il tienne compte non seulement de l'âge, du sexe, du tempérament et de l'état habituel de santé de chaque patient, mais aussi du degré d'intensité de la maladie, de sa durée, de sa marche, de son siége, et, s'il s'agit d'une femme, de la position dans laquelle elle se trouve. Ce sont là autant de circonstances qu'il est important de connaître pour établir avec précision les bases du traitement.

Le médecin qui négligerait ces préliminaires ne serait pas plus dans le cas de guérir

(1) Ce petit ouvrage étant destiné aux personnes étrangères à la médecine, nous ne pouvons faire connaître que le traitement des maux de dents qui reconnaissent pour cause la carie dentaire, nous proposant, dans un ouvrage plus sérieux, de donner à ce sujet important tout le développement qu'il mérite.

une dent malade qu'un aveugle de désigner les différentes nuances d'une étoffe. Sans cela, en effet, le hasard seul peut quelquefois faire obtenir quelque succès. Il est certain que la plupart de ceux qui se livrent actuellement à la cure des maladies des dents, appliquent un seul et unique remède à tous les cas divers qui se présentent ; ils en font une sorte de panacée, et par cela même ils doivent souvent échouer, sinon nuire quelquefois. S'il est d'une haute importance d'acquérir des connaissances positives sur les affections des dents pour se livrer avec succès à leur guérison, cela est bien plus important encore quand il s'agit d'en pratiquer l'évulsion. Combien de fois, faute de ces connaissances, n'a-t-on pas fait inutilement l'extraction de dents parfaitement saines, parce qu'on avait à tort supposé qu'elles étaient la source des douleurs ? (1)

(1) Nous avons cité, dans l'ouvrage que nous faisons imprimer en ce moment, l'exemple d'une dame qui nous avait été recommandée par feu M. Biett, médecin de l'hôpital Saint-Louis, à laquelle on avait ôté vingt-huit dents parfaitement saines, sans qu'elle eût éprouvé de soulagement. Les douleurs qu'elle ressentait se rattachaient à une simple névralgie.

Trois catégories de moyens, et que nous allons successivement passer en revue, sont à notre disposition, non seulement pour guérir les dents douloureuses, mais aussi, ce qui est encore plus précieux, pour les préserver de toute altération, et pour arrêter ou détruire ces altérations quand elles existent. Ces moyens sont puisés dans l'hygiène, dans la chirurgie et enfin dans la médecine dentaires.

L'*hygiène* nous offre les ressources les plus simples, les plus sûres et les plus innocentes. Elle a pour but de préserver les dents de cette fâcheuse maladie qu'on appelle carie, à l'aide de l'application journalière de moyens inoffensifs qui peuvent les entretenir dans un état parfait de propreté, et de l'éloignement des causes qui pourraient leur nuire.

La *Chirurgie* se propose de son côté d'arrêter les progrès de la carie ou de la détruire, si sa position le permet, quand, par négligence ou par une trop grande prédisposition, les dents en sont attaquées.

Enfin la *médecine* vise d'autre part non seulement à borner, par le secours de la thérapeutique, les altérations de la substance dure de la dent, mais aussi à combattre les maladies plus ou moins intenses de la pulpe dentaire, quand, par négligence ou autrement, on les a laissées carier, au lieu de recourir à temps au ministère du dentiste pour empêcher les progrès de cette affection.

HYGIÈNE DENTAIRE.

DEUXIÈME PARTIE.

L'historique de l'hygiène de la bouche n'a pas une origine bien connue. Il est probable cependant que de tout temps on a dû s'occuper, dans les pays un peu civilisés, de la propreté de la bouche et de la conservation des dents. « Hippocrate et « d'autres médecins de l'antiquité faisaient mâcher « certaines substances, afin de dissiper l'engorge- « ment des gencives et de raffermir les dents ébran- « lées. On lit dans l'*Art d'aimer*, par Ovide, que « l'homme ne doit jamais avoir de tartre sur les « dents, et qu'il faut que la jeune fille lave tous les « matins les siennes avec de l'eau. Les Celtibériens « attachaient une si grande importance à la blan-

« cheur de leurs dents, qu'ils n'avaient pas craint « d'adopter l'urine comme dentifrice. Egnatius, fier « de ses jolies dents, riait sans cesse pour les mon- « trer. Les coquettes de la Grèce, quand elles ne « riaient pas, avaient coutume de tenir une petite « branche de myrte entre leurs dents pour en faire « voir la beauté (1). » Certes, ces dernières auraient bien pu donner des leçons de coquetterie à nos charmantes Parisiennes, du moins, pour la plus belle parure de la femme, c'est-à-dire pour les dents : non pas pourtant que je prétende dire que toutes sont indifférentes à la propreté et à la beauté de leurs dents; il en est, au contraire, qui en ont un soin tout particulier ; malheureusement c'est le plus petit nombre, et la généralité est à cet égard d'une insouciance extrême. Et pourtant que faut-il pour maintenir les dents propres et les conserver saines? Des soins excessivement faciles, et qui exigent à peine une occupation de quelques minutes par jour.

(1) Duval, *Conseils des poètes anciens sur la conservation des dents*. Paris, 1817.

La première chose à faire est de se nettoyer les dents tous les matins en se levant, afin d'enlever tout le limon qui s'amasse la nuit sur ces organes et en ternit la blancheur. Cette petite opération doit se faire avec une brosse douce imprégnée d'eau à la température de l'appartement. Cette eau peut être simple, ou aiguisée légèrement par l'addition d'une petite quantité d'une liqueur spiritueuse ou astringente, telle que l'esprit de vin, l'eau de cologne, l'eau-de-vie de gayac, etc., ou d'un élixir dentifrice bien préparé et surtout qui ne contienne pas d'acide.

Les préparations suivantes réunissent, comme dentifrices toutes les conditions désirables :

ELIXIR N° 1.

Alcool à 36 degrés.	500 grammes.
Sulfate de quinine.	1 gramme.
Essence de Menthe anglaise.	4 grammes.
Teinture de cochenille.	60 centigrammes.

ELIXIR N° 2.

Alcool à 36 degrés.	500 grammes.
Teinture de ratanhia.	32 grammes.
Teinture de canelle.	16 grammes.
Essence de néroli.	1 gramme.
Essence de roses.	50 centigrammes.

Quoique fort agréable, si l'odeur de ces élixirs ne plaisait pas, on pourrait à son gré substituer aux essences, de menthe et de néroli toute autre essence et même l'éther, le camphre, etc.

Si malgré l'emploi du liquide, on s'apercevait qu'une petite crasse se forme sur les dents et y adhère, on pourrait, deux ou trois fois par semaine, se servir d'un mélange de poudre de magnésie et de quinquina, dans les proportions suivantes :

POUDRE.

Magnésie calcinée.	32 grammes.
Quinquina rouge.	64 grammes.
Essence de menthe.	2 grammes.
Carmin.	1 gramme.

Cette poudre n'étant composée que de substances absorbantes et anti-septiques pourra même être employée beaucoup plus souvent par les personnes dont les dents se salissent très vite.

On ne doit pas se contenter de passer légèrement et horizontalement la brosse sur les dents antérieures ; on doit la promener dans toutes les directions de l'arcade dentaire, à gauche, à droite, en dedans, en dehors, de bas en haut et de haut en bas, de manière à faire pénétrer les crins dans l'intervalle des dents, pour en faire sortir tous les corps étrangers qui auraient pu y pénétrer, et qui, sans cette précaution, s'y putréfieraient à la longue, irriteraient la gencive, altéreraient les humeurs de la bouche, communiqueraient à l'haleine un goût désagréable, et de plus détruiraient la substance des dents. Après avoir bien brossé les dents de la manière que nous venons d'indiquer, il faut se rincer la bouche à plusieurs reprises, en ayant soin de projeter le liquide avec force sur les dents et de le faire passer dans leurs intervalles ; enfin on terminera en faisant passer un cure-dent en plume ou en métal très-flexible dans l'intervalle de chaque dent, pour s'assurer qu'il n'y reste plus rien.

Quelquefois, malgré toutes ces précautions, le limon se fixe et reste sur le bord festonné des gencives ; il faut l'ôter avec soin, soit avec le cure-dent ou avec un petit instrument qu'on ferait faire exprès pour cet usage, et auquel on ferait donner la forme d'un cure-oreille, mais avec la cuiller plus petite et plus allongée que celle de cet instrument. Ces soins de propreté doivent se répéter non seulement tous les matins, pour débarrasser les dents du limon qui les recouvre, mais aussi après chaque repas, pour empêcher les particules alimentaires de séjourner entre elles et de s'y putréfier.

Une précaution non moins importante pour la propreté de la bouche, chez les personnes qui ont de mauvaises dents et qui ne veulent pas les faire extraire ni obturer, est d'empêcher l'introduction des aliments dans leur cavité. Il est inutile de dire que ces substances dans un milieu déjà vicié, ne tardent pas à se corrompre, et à communiquer aux humeurs de la bouche et aux substances alimentaires une odeur excessivement désagréable. On obviera à cet inconvénient en remplissant deux fois par jour l'ouverture formée par la carie, de coton imbibé d'une liqueur spiritueuse, ou ce qui serait infiniment préférable, d'un composé indiqué dans la formule n° 10, (voyez page 55). C'est un anti-putride excellent qui n'a pas seulement l'avantage de remédier à la mauvaise odeur, mais aussi d'arrêter les progrès de la carie. Comme cette dernière préparation se durcit dans la dent, il suffira de la renouveler une fois par semaine, ou tous les 15 jours.

En se brossant ou en se curant les dents, on doit éviter soigneusement de faire saigner les gencives. Ces saignements, que beaucoup de personnes font volontairement dans l'intention de les dégorger, produisent un effet tout à fait contraire à celui qu'on se propose : cela ne fait que les irriter et y faire affluer le sang avec plus d'abondance, ce qui n'est pas sans danger pour la solidité des dents.

Les personnes qui ont les dents délicates, très sensibles ou cariées, remplaceront l'eau froide par de l'eau dégourdie ou tiède. On doit, dans tous les cas, éviter de prendre des aliments trop chauds ou trop froids, et surtout de faire succéder ces deux extrêmes de température. Nous avons dit qu'il fallait éviter les élixirs acides; nous appliquerons la même proscription aux poudres, et surtout à celles qui sont grossièrement pulvérisées; car ces dernières n'ont pas seulement l'inconvénient de corroder l'émail, elles le dépolissent aussi, l'usent, et rendent les dents bien plus salissantes et plus sensibles à l'action des corps extérieurs. L'abus des confitures, des fruits acides ou acerbes, des salades trop vinaigrées, des boissons acidulées, telles que les eaux minérales gazeuses, etc., auraient les mêmes inconvénients que les poudres et les élixirs acides. Il faut en être sobre quand on a de bonnes dents, et à plus forte raison si on n'en a que de mauvaises.

Les dents sont particulièrement données à l'homme pour triturer les aliments. Or, les faire servir à des usages auxquels la nature ne les a pas destinées, c'est compromettre leur solidité et même leur existence. Il est donc de la dernière imprudence de porter avec les dents des fardeaux pesants, de couper ou de casser des corps trop durs (1). On doit aussi s'abstenir d'introduire dans l'intervalle des dents la pointe d'un couteau, d'un canif, celle de ciseaux, ou de toute autre chose du même genre, qui plus d'une fois ont occasionné la fracture d'une ou plusieurs dents. Malgré les soins les plus minu-

(1) Les auteurs fourmillent d'exemples funestes arrivés par ces sortes d'imprudences; nous-même, nous en avons rapporté plusieurs dans notre *Traité sur les préjugés*, actuellement sous presse.

tieux qu'on puisse prendre pour conserver ses dents propres, le tartre, qui est un principe contenu dans la salive, finit toujours à la longue par s'accumuler en plus ou moins grande quantité sur ces organes : il faut donc, indépendamment des soins que nous venons de conseiller, les soumettre à l'opération du nettoyage aussi souvent que l'exigera la présence de cette matière, une, deux, trois et quatre fois par an, et même plus si cela est nécessaire. Il n'y a jamais d'inconvénient à les faire nettoyer souvent, tandis qu'il peut y en avoir beaucoup à négliger cette opération.

La présence du tartre, indépendamment de son aspect sale et désagréable, produit des altérations fâcheuses : il détruit la gencive, déchausse les dents, infecte la bouche, et occasionne souvent des engorgements de la gencive, des inflammations de la bouche et de l'arrière-bouche, fort difficiles à guérir quand ils durent depuis longtemps. Ces désordres, cette malpropreté de la bouche, en accélérant la décomposition des substances alimentaires, qui pénètrent en mangeant dans l'intervalle des dents, facilitent le développement de la carie et en accélèrent considérablement les progrès. Les personnes qui tiennent à la propreté ou seulement à la conservation de leurs dents, ne doivent donc pas négliger de faire enlever cette matière, et s'imaginer, comme on le fait vulgairement, que cette opération porte préjudice aux dents. (Voyez notre ouvrage intitulé : *Préjugés relatifs aux opérations de la chirurgie dentaire*), car la propreté ne peut jamais nuire à un organe.

Le nettoyage souvent répété et bien entendu de la bouche, loin de préjuger au maintien normal des dents, est, au contraire, le meilleur moyen qu'on puisse employer pour les raffermir quand elles sont vacillantes.

Il faut aussi compter au nombre des meilleures ressources de l'hygiène dentaire, la séparation des dents. Cette opération n'a pas seulement l'avantage de préserver ces organes des atteintes de la carie, elle rend aussi plus facile le nettoyage, empêche le séjour des substances alimentaires dans leurs intervalles, et permet aisément de s'apercevoir à temps de leurs altérations possibles, pour y porter remède avantageusement.

Cette séparation doit être faite à l'âge de dix-huit ou vingt ans chez les personnes qui ont les dents fortes et bien constituées, et trois à quatre ans plutôt chez celles qui au contraire ont les dents délicates, prédisposées à la carie, ou qui en ont déjà de cariées. Là ne doivent pas se borner les soins d'une mère pour la bouche de ses enfants. L'amour maternel, toujours plein de sollicitude pour ce qui peut contribuer au bonheur de sa famille, doit, à l'époque du renouvellement des dents, faire souvent visiter la bouche de son enfant, afin de lui procurer des dents régulières, condition indispensable à leur conservation, à leur propreté, et à l'harmonie de la figure, quand les six premières dents du haut et du bas ont fait éruption au-dessus des gencives. On doit veiller scrupuleusement à ce que les soins de propreté ne soient pas négligés.

Deux ou trois visites par an chez le dentiste pour faire visiter la bouche, sont aussi un moyen hygiénique précieux pour préserver les dents de la carie, moyen que personne ne devrait négliger, et surtout la mère de famille à l'égard de ses enfants.

Nous devons aussi prévenir ces dernières que ce que nous avons dit et ce que nous dirons dans le cours de ce petit ouvrage, de la circonspection qu'on doit apporter dans l'extraction des dents ne regarde nullement la bouche des enfants, car, loin de leur être utile en cherchant à leur conserver des dents cariées et surtout douloureuses, on leur serait au contraire nuisible. La rapidité de cette maladie chez les jeunes sujets est telle, que souvent les meilleurs moyens ne peuvent l'arrêter dans sa marche, et malgré eux elle finit toujours par entraîner la perte de l'organe malade. Or, mieux vaut que cette perte s'effectue plus tôt que plus tard; car la tendance naturelle des dents à se rapprocher, surtout à l'époque de l'éruption dentaire, comblera bientôt le vide, tandis qu'il pourrait se faire qu'en attendant plus tard, le jeune sujet reste brèchedent toute sa vie. Du reste comme l'indication à remplir doit varier selon les différents cas qui se présentent, c'est au dentiste auquel on s'adresse à juger d'après l'inspection de la dent malade, s'il convient ou non de la conserver.

Le cadre beaucoup trop restreint de cet ouvrage

ne nous permet pas de nous étendre sur toutes les causes dont l'influence fâcheuse porte principalement sur l'organe dentaire. Nous nous contenterons seulement de signaler, en passant, comme les plus puissantes après celles que nous avons déjà indiquées, un mauvais régime, soit trop débilitant ou trop exclusivement composé de viandes fumées, salées ou de charcuterie, l'usage d'eau impure, mal aérée, chargée de sels calcaires ou qui contient des matières animales en putréfaction, les excès de toute nature, l'habitation dans des lieux bas, mal aérés ou situés prés des rivières, des étangs, ou dans les pays marécageux et au bord de la mer, le défaut d'exercice en plein air, le refroidissement subit du corps qui arrête la transpiration, l'immersion de la tête dans l'eau froide, des vêtements trop légers souvent imposés par la mode, l'exposition à un courant d'air, etc., sont autant de causes qui, dans certains cas, peuvent occasionner la perte des dents, et à l'influence desquelles il faut chercher à se soustraire si on veut conserver ces précieux organes.

Tels sont les soins qu'on doit donner à la bouche,

et les précautions qu'on doit prendre pour préserver les dents de toute altération. Si, malgré ces soins ou faute de les avoir mis en usage, les dents venaient à se carier, il faudrait avoir immédiatement recours à l'homme de l'art.

CHIRURGIE DENTAIRE.

TROISIÈME PARTIE.

Du moment où une dent commence à s'altérer, elle doit être aussitôt soumise aux opérations de la chirurgie. Le but de ces opérations est de détruire l'altération avec la lime, la rugine ou le burin, ou bien d'arrêter son progrès par la cautérisation ou par l'obturation de la partie malade. On remplit alors sa cavité d'étain, de platine, d'or, de mastic, afin de la soustraire à l'influence des causes morbifiques qui déjà ont altéré sa substance. On se propose aussi quelquefois de séparer la dent malade de sa voisine saine, et préserver celle-ci de la contagion; car il est d'observation qu'une dent affectée de carie communique presque toujours son affection à la dent voisine; or, si on ne prend pas la précaution que nous venons d'indiquer, on perd souvent deux dents pour une ou même davantage.

Quels que soient les moyens que l'homme de l'art juge convenables de mettre en usage pour sauver l'organe malade dans le cas qui nous occupe, il y parviendra le plus souvent si on réclame à temps son intervention.

La chirurgie est donc encore, dans le cas où l'hygiène n'a pas été assez puissante pour triompher de la mauvaise nature des dents, une ressource précieuse, puisque, employée à temps, elle peut encore conserver un organe qui, abandonné à l'action destructrice de la carie, serait voué à une perte certaine.

Maintenant si, par une insouciance extrême, on a négligé et les soins propres à préserver les dents des atteintes de la carie et les ressources de la chirurgie pour arrêter les progrès de cette maladie, l'affection ne tarde pas à envahir une plus ou moins grande partie de la dent, et par conséquent à détruire la substance protectrice qui recouvre la pulpe, et à mettre celle-ci à nu dans une étendue plus ou moins grande. Soumise alors à l'action de la salive, de l'air et des aliments, cette pulpe, qui est naturellement douée d'une exquise sensibilité, s'irrite, s'enflamme, et détermine des douleurs excessivement vives ; la seule ressource qui reste alors, pour mettre fin à ces souffrances, est de faire le sacrifice de l'organe malade, c'est-à-dire de le faire extraire ; car jusqu'à présent, du moins dans la plus grande majorité des cas, c'est le seul moyen que le dentiste puisse mettre en usage. Aussi y a-t-il fréquemment recours, mais malheureusement souvent trop lestement, et quelquefois avec une légèreté incroyable.

Il est difficile de se faire une idée de l'immense quantité de dents qu'on fait arracher dans le cours d'une année. Il existe à Paris et dans les autres parties du département de la Seine plus de cinq cents personnes, tant dentistes que médecins, chirurgiens, élèves en médecine, pharmaciens, garçons d'amphithéâtre, perruquiers, batteleurs des rues, etc., qui se livrent à l'arrachement des dents. En admettant, ce qui est certainement bien au-dessous de la vérité, que chacun fasse seulement une extraction par jour, cela ferait un total de 182,500 par an.

Ajoutons seulement un huitième de ce nombre pour chacun des quatre-vingt-cinq autres départements de la France, cela formerait le chiffre énorme de plus de deux millions de dents arrachées dans le cours d'une année !

Quand on pense que les trois quarts de ces organes auraient pu être conservés si les personnes qui ont subi ces opérations se fussent adressées à temps à des médecins dentistes instruits, beaucoup plus jaloux d'exercer leur noble mission de conservateurs que de se faire une réputation d'habiles arracheurs de dents, ne doit-on pas regretter vivement, d'une part que cette branche de l'art soit aussi négligée ou mal comprise par un grand nombre de praticiens qui, condescendant trop aisément aux vœux de leurs clients, leur font subir des opérations, des mutilations excessivement douloureuses que quelques jours d'une prudente temporisation auraient pu faire éviter ; de l'autre qu'il existe une si grande insouciance chez la plupart des personnes qui souffrent des dents pour qu'elles se décident si légèrement à les faire ôter, et souvent même par le premier venu qui offre une enseigne de dentiste.

Il serait vraiment à désirer que l'autorité prît des mesures sévères pour exiger de ceux qui pratiquent une branche si importante de l'art de guérir, de grandes garanties d'études et de probité.

Le véritable praticien ne devrait jamais oublier le sage précepte d'Hippocrate, qui recommandait de n'arracher les dents que quand elles étaient tout à la fois cariées et très vacillantes (1).

Il est vrai de dire que, depuis vingt siècles, on s'est tellement familiarisé avec ces opérations, que la plupart des personnes qui ont de mauvaises dents se soumettent à l'extraction sans hésiter et, comme nous le disions plus haut, avec une grande indifférence; aussi voyons-nous souvent des personnes venir dans nos cabinets pour se faire extraire des dents à peine sensibles, quelquefois même par cela seul qu'elles sont tachées et désagréables à la vue. Autrefois, suivant Ménavius, il était défendu aux musulmans de faire

(1) On avait exposé dans le temple d'Apollon, à Delphes, un instrument en plomb destiné à tirer les dents, comme pour démontrer qu'il ne faut ôter que celles qui sont mobiles et pour lesquelles un instrument de ce métal aurait assez de force.

pratiquer l'évulsion d'une dent sans la permission de l'empereur. Les Hébreux, non moins scrupuleux sous ce rapport, regardaient, en matière criminelle, la perte d'une dent comme digne de la peine du Talion.

Il est présumable que la facilité avec laquelle on se décide à faire ôter ses dents tient à ce que la nature nous en a donné un grand nombre. Si nous n'en avions que très peu, on y regarderait de plus près pour s'en priver. Certes il n'est jamais venu, que je sache, à l'idée de personne de se faire couper un doigt pour se débarrasser des douleurs souvent horribles que l'inflammation de sa pulpe (panaris) fait endurer; on est obligé de supporter son mal avec résignation jusqu'à ce que la nature ou les soins du médecin vous en aient débarrassé. Pourquoi n'aurait-on pas la même patience pour conserver les dents? pourquoi ne supporterait-on pas la douleur qu'elle fait endurer jusqu'à ce que l'inflammation soit également passée? Pense-t-on qu'une dent ne vaille pas la peine d'être conservée au prix de quelques souffrances? Quoi qu'il en soit, l'extraction d'une dent est une opération douloureuse; le dentiste ne doit jamais la pratiquer, et le patient ne doit s'y soumettre que quand elle est jugée indispensable, autant par les désordres et l'intensité des douleurs qu'elle détermine que par l'insuccès des moyens mis en usage pour combattre la lésion.

Sans parler des douleurs de l'opération, douleurs souvent augmentées par la maladresse de l'opérateur, par la disposition des racines, par la nature des dents, par leur adhérence, etc., la perte d'une dent a assez d'inconvénients pour y réfléchir mûrement avant de se décider à la faire ôter.

MÉDECINE DENTAIRE.

QUATRIÈME PARTIE.

Nous avons dit précédemment la conduite qu'il fallait suivre quand la substance dure des dents était attaquée par la carie; nous n'avons donc pas à nous occuper ici de cette affection, mais seulement de ses suites ou de son action sur la partie sensible des dents, sur la pulpe dentaire; en d'autres termes, de l'odontalgie ou des maux de dents au point de vue de leur traitement.

Quand la douleur que fait éprouver une dent est le résultat d'une carie superficielle déclarée sur son collet, près de la gencive, là où se termine l'émail, et que cette douleur ne se fait ressentir, comme cela arrive presque toujours, que quand on touche la partie malade, qu'on respire par la bouche ou qu'on prend des boissons froides, des substances acides, etc., il suffit, assez souvent pour la détruire, d'appliquer, si la situation de la maladie le permet, trois ou quatre fois par jour, sur le siége du mal, des boulettes de coton imprégnées d'une liqueur ainsi composée :

FORMULE N° 1.

Alcool à 40 degrés.	4 grammes.
Ammoniaque liquide	60 centigrammes.
Essence de cannelle.	2 grammes.

Si, après huit jours de son usage, la sensibilité ne disparaissait pas, on lui substituerait la suivante :

FORMULE N° 2.

Alcool également à 40 degrés.	4 grammes.
Potasse à l'alcool.	1 gramme,

qu'on applique également avec de petits globules de coton, avec un pinceau, ou tout simplement avec l'extrémité de la barbe d'une plume, si on n'a pas de pinceau à sa disposition.

On peut encore remplacer ces liqueurs par du nitrate d'argent cristallisé (pierre infernale), avec lequel on frottera toutes les vingt-quatre heures la surface de la carie. L'emploi de ces substances doit être continué jusqu'à guérison complète, et même au-delà pour mieux en assurer le succès.

Ces moyens n'ont pas seulement l'avantage de détruire la douleur, ils servent aussi efficacement à arrêter les progrès de la carie en en changeant le principe, c'est-à-dire en faisant d'une carie humide pourrissante, qui fait de rapides progrès, une carie sèche ou nécrose, qui souvent reste stationnaire pendant un grand nombre d'années, et même quelquefois toute la vie.

Avec la liqueur comme avec le nitrate d'argent, il faut avoir bien soin de ne toucher la gencive que le moins possible; l'on pourra, pour la préserver de l'action du caustique, mettre entre elle et la partie malade une petite carte.

Les personnes de la campagne qui ne pourraient se procurer les substances que nous venons d'indiquer obtiendront le même résultat par l'action du feu, et sans en éprouver de sensation réellement douloureuse. Il suffit pour cela de promener sur la partie cariée la tête d'une longue épingle, ou l'extrémité d'un fil de fer légèrement chauffée, et dont on augmente graduellement la chaleur, jusqu'à ce qu'on puisse la supporter rouge. De cette manière on habituera insensiblement la dent à l'action du feu, et on la mettra ainsi sans se faire grand mal, dans les conditions les plus favorables à sa conservation.

Quand la carie (n'importe la partie de la dent qu'elle affecte) a fait assez de progrès pour mettre la pulpe à nu, et que, malgré cette dénudation, celle-ci n'est sensible qu'au contact de la salive, de l'air, des aliments ou de tout autre corps étranger qui pénètre dans sa cavité morbide, on pourra également détruire cette sensibilité par les mêmes moyens, c'est-à-dire on commencera par introduire pendant cinq à six jours dans la carie, du coton imprégné de la formule n° 1, et ensuite de celle n° 2, et si l'on veut obtenir une guérison plus rapide, on renfermera, au moyen de coton dans le creux de la dent, gros comme la tête d'une épingle, du nitrate d'argent. Ces topiques sont rarement très douloureux, et quand cela a lieu, la douleur ne dure pas plus de quelques secondes. Si, du reste, on ne veut pas s'exposer à cette action, on peut attendre, pour mettre ces moyens en usage, que des expédients plus doux aient un peu engourdi la sensibilité de la pulpe. On leur substituerait alors la préparation suivante :

FORMULE N° 3.

Beaume du commandeur.	8 grammes.
Laudanum de Sydenham.	50 centigrammes.
Extrait de jusquiame.	50 centigrammes.

On imbibe également du coton dans cette liqueur, qu'on introduit dans la dent, et après l'avoir employée six à huit jours, on peut revenir aux premières préparations (n°s 1 et 2).

Si maintenant la pulpe dentaire est irritée, enflammée, et qu'elle fasse souffrir, non seulement à l'introduction des corps étrangers dans la carie, mais aussi spontanément, c'est-à-dire sans cause connue, et que ces souffrances soient légères, de courte durée, et surtout qu'elles ne reparaissent qu'à des intervalles éloignés, il suffira, pour en obtenir la guérison, de faire pénétrer, tous les jours, dans l'ouverture de la dent, gros comme la tête d'une épingle, d'une pâte composée de la manière suivante :

FORMULE N° 4.

Térébenthine molle de Venise.	4 grammes.
Oxyde de zinc	25 centigrammes.
Alun pulvérisé	2 grammes.

Le tout parfaitement mêlé ensemble.

Après deux ou trois semaines de l'usage de cette pâte, on lui substituera la suivante, un peu plus énergique, et qu'on emploiera jusqu'à parfaite guérison :

FORMULE N° 5.

Ether nitrique	4 grammes.
Sulfate de zinc	60 centigrammes.
Caustique de Vienne.	50 centigrammes.

Sang dragon réduit en poudre très fine, quantité suffisante pour faire une pâte à peu près de la consistance du miel.

On introduira cette préparation au moyen de cure-oreilles ou d'un bout de bois d'allumettes, etc., auquel on donnerait à peu près cette forme ; un bout de fil de fer remplirait également le but. Comme la nature un peu agglutinative de ces pâtes rend leur application difficile pour les personnes qui n'ont pas l'habitude de ces opérations, on pourra tout simplement en imprégner un peu de coton qu'on introduira dans la carie.

Pour que ces mélanges ne se sèchent pas trop vite, il faut avoir la précaution de les mettre dans des petits flacons bouchés à l'émeri, le dernier surtout qui contient de l'éther, substance très volatile.

Si au premier symptôme de la carie, c'est-à-dire à la première sensation douloureuse que fait éprouver une dent, on a immédiatement recours aux moyens simples que nous venons d'indiquer, on réussira dans la plus grande majorité des cas à détruire la sensibilité, à arrêter les progrès de la carie et à conserver la dent, si surtout l'application a été assez longtemps continuée et convenablement faite, car souvent on met le remède à côté du mal, ou même quelquefois sur une dent parfaitement saine et très éloignée de la dent malade.

Ce qu'il y a de bizarre, c'est que ces applications faites ainsi sur un endroit éloigné du siége du mal, calment quelquefois momentanément les douleurs. En faut-il davantage pour conclure que l'imagination a une grande influence sur les maladies qui nous occupent ?

Si au contraire on a négligé tout secours, si on a

laissé à la carie le temps d'altérer profondément l'organe, si la pulpe mise à découvert fait éprouver spontanément des douleurs très vives, si ces douleurs augmentent par l'introduction de corps étrangers dans la cavité morbide, si elles s'exaspèrent à une légère percussion sur la dent, dans l'acte de la mastication ou par le contact de boissons chaudes ou froides; si enfin les parties environnantes sont irritées, engorgées, douloureuses, dans ces cas, la guérison, quoique possible, est généralement douteuse, et on est souvent obligé d'en venir à l'extraction. Quoi qu'il en soit, la perte d'une dent est tellement regrettable, qu'on ne doit rien négliger pour la prévenir.

Il faut donc, dans le cas qui nous occupe, se garder d'introduire dans la cavité dentaire, comme cela se pratique généralement, des substances excitantes, car loin de calmer la douleur, ces substances l'exaspèrent.

On introduira alors dans la dent malade, toujours au moyen de petites boulettes de coton, d'un composé calmant, le suivant, par exemple :

FORMULE N° 6.

Eau distillée de laurier cerise.	4 grammes.
Extrait de pavot.	1 gramme.
Gomme du Sénégal.	1 gramme.

Concurremment avec ces applications, qui doivent se faire cinq ou six fois par jour, on se gargarisera avec le composé suivant :

FORMULE N° 7.

Légère solution de dextrine	120 grammes.
Sirop diacode	30 grammes.

On aura soin de laisser séjourner le liquide le plus longtemps possible sur la partie malade ; cinq à six minutes, par exemple.

Ce gargarisme peut être aussi mis en usage dans toutes les inflammations de la bouche et de l'arrière-bouche.

On aidera l'action de ces moyens par des bains de pieds fortement sinapisés, par des boissons adoucissantes, une demi diète, en évitant de prendre des substances excitantes, telles que vin, café, liqueurs ; en se tenant la nuit la tête très élevée, et surtout en évitant d'entretenir une chaleur trop considérable sur la partie malade, par une trop grande quantité de coton, de laine, de mouchoirs, etc., comme on a l'habitude de le faire. Cette dernière conduite peut avoir des résultats fâcheux en ce qu'elle peut, non seulement faire affluer le sang avec plus d'abondance vers les parties déjà très engorgées, mais aussi parce que cet excès de chaleur peut déterminer un abcès dans le tissu cellulaire de la joue qui en est le siége, et ce qui serait encore plus fâcheux, le faire percer au dehors, circonstance qui laisse sur cette région, pour toute la vie, des cicatrices excessivement désagréables.

Nous avons souvent obtenu des effets presque miraculeux des deux cataplasme suivans, appliqués sur la joue, à une douce température, au moment de fortes crises :

FORMULE N° 8.

Farine d'orge.	250 grammes.
Pulpe de pomme douce, cuite. . . .	120 grammes.
Laudanum de Rousseau.	90 centigrammes.

Décoction de pavot, en quantité suffisante pour donner au mélange une consistance convenable.

FORMULE N° 9.

Fleurs de mauve mondées.	30 grammes.
Fleurs de ciguë également mondées . .	15 grammes.
Pétales de roses pâles.	15 grammes.

On fait bouillir ces fleurs et ces pétales vingt minutes dans une très petite quantité d'eau, de manière à leur donner la consistance d'un cataplasme, on les étend ensuite entre deux linges fins et très clairs, après quoi on les applique, à une douce chaleur, sur la joue correspondant à la dent douloureuse.

Si, malgré les moyens que nous venons de conseiller, l'inflammation continuait à augmenter d'intensité, s'il survenait de la fluxion, il faudrait alors faire l'application de dix à douze sangsues à l'angle de la mâchoire qui correspond à l'engorgement. On aurait soin de faire bien saigner les piqûres et de les recouvrir de cataplasmes de farine de lin et de décoction de guimauve qu'on renouvellerait toutes les quatre heures, et qu'on appliquerait ni trop chauds, ni trop froids. S'il survient un abcès, on le fait ouvrir le plus tôt possible, car l'évacuation des matières qu'il renferme procurera un soulagement immédiat.

Souvent, après la fluxion, tout rentre dans l'ordre normal, la douleur de la dent cesse pour ne plus reparaître; alors on peut la faire obturer et la conserver encore un temps considérable. D'autres fois la douleur disparaît pour quelque temps pour reparaître à la moindre cause et avec elle les désordres que nous venons de signaler. Dans ce cas il ne faut pas balancer; il faut faire extraire la dent, car sa présence dans la bouche ne pourrait qu'être nuisible et porter préjudice aux dents voisines.

Quand la douleur cède aux moyens que nous venons d'indiquer, il faut, si la pulpe est presque insensible, remplacer la formule n° 6 par la pâte éthérée (n° 5), et en continuer l'usage même un mois après l'insensibilité complète de la dent.

Et enfin, après ce temps, on substituera à cette dernière formule la suivante, qu'on continuera à employer tous les huit ou quinze jours, à moins qu'on ne préférât de faire plomber la dent, ce qui vaudrait infiniment mieux.

FORMULE N° 10. (1)

Ether nitrique. . . . . 1 gramme.
Mastic oriental en quantité suffisante pour faire une pâte sirupeuse.

(1) Cette formule a été composée par M. Henry, agrégé à l'Ecole de Pharmacie.

Nous en indiquons une très petite dose parce qu'on est obligé de la renouveler chaque fois qu'on veut l'employer.

Comme nous l'avons dit à l'article hygiène, page 26, cette pâte qui se durcit dans la dent, n'a pas seulement l'avantage de la conserver, elle empêche aussi les aliments de pénétrer dans sa cavité, de s'y putréfier et de porter de l'odeur.

Il est certaines précautions qu'il ne faut jamais négliger avant, pendant et après l'introduction des substances qu'on prescrit pour la cure des maladies de la pulpe dentaire.

Avant, il faut, au moyen de petites boulettes de coton, de charpie, etc., débarrasser avec soin l'intérieur de la cavité cariée, de la salive et des aliments qu'elle peut contenir, afin que les substances médicamenteuses qui doivent guérir la pulpe et modifier heureusement le principe de la carie, soient en contact immédiat avec cette pulpe et avec les parois de la cavité accidentelle de la dent. Il serait très important, pour mieux assurer le succès du traitement, qu'on enlevât ou qu'on fît enlever par le dentiste, si on ne le peut pas soi-même, les parties de la substance dentaire qui ont été décomposées par la maladie et qui forment souvent dans la dent une couche fort épaisse, laquelle, interposée entre la pulpe et les médicaments, met obstacle à l'action de ceux-ci.

Il faut ensuite éviter avec soin de laisser répandre sur la gencive des liqueurs odontalgiques, leur action énergique et corrosive pouvant y déterminer des engorgements douloureux. Pour éviter cet inconvénient, on exprimera préalablement un peu le coton qui en est imprégné et on le fera assez petit, eu égard à l'ouverture de la cavité formée par la carie, pour qu'il y entre sans exiger une forte pression.

Il importe enfin de maintenir les substances dans la dent et de les soustraire au contact de la salive qui, se mêlant avec elles, en atténuerait la force, neutraliserait leur action et pourrait aussi, en les entraînant sans cesse dans les organes digestifs, déterminer des accidents. On préviendra ces inconvénients en recouvrant le premier coton chargé du médicament, ou le médicament lui-même, s'il est de consistance solide, d'un peu de coton imbibé d'un corps gras, d'huile par exemple, ou bien encore on substituera au coton un peu de cire vierge ramollie au feu.

Une fois la dent guérie et devenue parfaitement insensible, il faut la faire plomber, *orifier*, ou mastiquer; car si on néglige cette précaution, elle recélerait continuellement des matières alimentaires qui, par leur putréfaction, ne tarderaient pas à détruire les bienfaits du traitement; la carie recommencerait alors à faire de nouveaux progrès, et bientôt à produire de nouvelles douleurs, lesquelles étant peut-être plus rebelles que les premières, entraîneraient la perte de la dent ou d'autres désordres plus graves.

Quoique ce petit ouvrage ne soit destiné qu'aux personnes du monde étrangères à la chirurgie dentaire, nous n'en rapporterons pas moins un fait pratique d'une haute importance que nous trouvons consigné dans les *Annales de thérapeutique médico-chirurgicales*, rédigées par M. le docteur Rognetta.

Nous avons pensé que, le cas échéant, il pourrait servir de guide à nos jeunes confrères ou être même d'un salutaire avertissement aux personnes étrangères à notre art, qui souvent, par une crainte puérile et en temporisant sans cesse, aggravent un mal qu'une médication prompte et appropriée aurait arrêté dès son début.

Nous reproduisons textuellement.

HOTEL-DIEU, M. ROUX.

«*Fistules à la joue.* —Les abcès fistuleux de la joue se rattachent ordinairement, comme on sait, à une maladie dentaire. L'affection débute par une phlogose de la gencive, laquelle se propage, par continuité de tissu, sur la joue; cette partie devient le centre d'une fluxion irridiante et d'un travail suppuratif dont le foyer est plus ou moins éloigné de la dent malade. Que celle-ci soit ou non enlevée, le foyer purulent n'exige pas moins un traitement à part. Ordinairement les malades abandonnent l'abcès à la nature, et souvent il arrive qu'il dégénère en fistule. C'est que la nature n'ouvre l'abcès que tardivement; elle ne l'ouvre que dans son centre, vers le point culminant de la tumeur, et par une ouverture très petite; le pus ne s'écoule que difficilement, incomplétement; la peau se décolle, s'amincit, et la fistule persiste éternellement si l'art n'intervient efficacement. On comprend que, dès cette époque, la fistule est indépendante de la maladie dentaire; la dent malade peut être enlevée, et la fistule n'en persiste pas moins, par la raison qu'elle est entretenue par le décollement de la peau.

« Vous avez beau comprimer, cautériser le trajet, injecter des liquides irritants, la peau est amaigrie, inapte à bourgeonner; il faut l'exciser complétement et mettre tout le foyer à découvert pour en obtenir la guérison. Tels sont les principes que M. Roux vient de professer à l'occasion d'un malade qui se trouvait dans ce cas, et qu'il a opéré à la clinique. Il s'agit d'un homme âgé d'une quarantaine d'années, qui portait une fistule cutanée depuis trois à quatre mois à la joue du côté gauche, à peu de distance du lobe de l'oreille; la peau était décollée dans l'étendue de quatre à cinq centimètres carrés (un pouce et demi). La fluxion qui avait occasionné l'abcès cutané se rattachait à une maladie dentaire. M. Roux a fendu, à l'aide d'une sonde cannelée et d'un bistouri droit, le foyer en croix, suivant ses deux grands diamètres, puis il a excisé les quatre lambeaux jusqu'à la dernière limite du décollement, ainsi qu'il le pratique habituellement dans l'opération de la fistule à l'anus. Il en est résulté une plaie saignante d'une largeur égale à celle du foyer, et qu'on a pansée à plat comme une plaie simple qui doit suppurer. La guérison ne peut tarder plus de quinze à vingt jours à s'accomplir par cette méthode de l'excision; mais on doit tenir compte de la douleur, et surtout de la cicatrice consécutive que ce mode opératoire entraîne inévitablement. On peut se demander si la seule incision cruciale et un pansement par rembourrement ne suffiraient pas quelquefois pour la guérison, ainsi que cela a lieu pour certaines fistules à l'anus.

« M. Roux pose comme un précepte de rigueur d'ouvrir de bonne heure et largement, avec le bistouri, ces sortes d'abcès qui se forment si souvent à la joue; c'est le moyen de prévenir une infirmité fâcheuse dont la guérison exige plus tard des sacrifices d'une valeur réelle, tandis que l'incision primitive ne laisse qu'une petite cicatrice linéaire sans importance. Il ne faut pas néanmoins confondre les fistules cutanées dont nous venons de parler avec les fistules réellement dentaires, c'est-à-dire qui ont, au fond de leur trajet, une racine dentaire nécrosée qui les entretient à l'instar des fistules nécrosiques des membres. L'excision du trajet ne guérit pas la maladie dans ce cas, tandis que l'évulsion de la dent malade suffit souvent pour permettre au trajet de s'oblitérer et à la fistule de guérir spontanément. C'est donc par cette évulsion que le traitement doit toujours commencer. Il est néanmoins des cas de ce genre où le mal est compliqué d'adhérences de la joue à la gencive, et dont la guérison est difficile. »

Telles sont les ressources que l'hygiène, la chirurgie et la médecine dentaires mettent à notre disposition pour prévenir et remédier aux altérations et aux douleurs des dents ; ces ressources, nous le répétons, seront presque toujours suivies de succès si on y a recours en temps opportun, et si elles sont appliquées avec tout le discernement convenable.

QUELQUES CONSEILS

Aux personnes qui se trouvent dans la nécessité d'avoir recours aux fausses dents.

CINQUIÈME PARTIE.

Ce que nous avons dit précédemment des avantages que procurent les dents et des inconvénients qu'entraîne leur perte nous dispense d'entrer ici dans de nouveaux détails à ce sujet. D'ailleurs, nous adressant particulièrement aux personnes qui les ont perdues, ces personnes n'ont que trop appris par expérience les difficultés que l'absence des dents apporte dans l'acte de la mastication, de la prononciation, et surtout dans la régularité des traits de la physionomie. Nous nous bornerons donc, dans l'intérêt des personnes qui ont éprouvé la perte d'une partie ou de la totalité des dents, à les engager fortement à faire remédier à ces infirmités toujours si gênantes pour elles, et si désagréables pour la vue des personnes avec lesquelles elles sont en rapport.

Une bouche édentée n'a pas seulement l'inconvénient de produire une impression fâcheuse, elle fait aussi presque toujours supposer (bien à tort sans doute) que cette infirmité est le résultat de la malpropreté, d'un vice dans les humeurs ou de toute autre cause aussi peu favorable à la personne qui en est la victime. On doit donc éviter, en faisant remédier aux désordres de la denture, de faire naître sur son compte de si tristes réflexions. Ce que nous disons de l'absence des dents est également applicable à la vue des dents cariées.

Mais, tout en engageant à faire remplacer les dents qu'on a perdues, nous prescrirons aussi formellement à faire en sorte de ne pas substituer à une infirmité une incommodité plus gênante ou plus désagréable, s'il est possible; c'est-à-dire à ne pas se laisser appliquer des pièces mal faites, de substances putréfiables qui infectent, ou montées sur des matières oxydables qui empoisonnent.

La première condition qu'il importe d'observer quand on veut avoir un travail bien exécuté et exempt des inconvénients que nous venons de signaler, est de s'adresser tout à la fois à un homme instruit et consciencieux, en d'autres termes, digne du titre de dentiste (1).

Si tous les praticiens habiles étaient bien connus, et que par conséquent il ne fût pas possible de se tromper, là devraient se borner nos recommandations, car celui chez lequel on se présenterait, donnant à son travail la perfection désirable, rendrait de notre part tout autre conseil superflu ; mais malheureusement il n'en est pas ainsi, et les méprises ne sont que trop fréquentes. Il est donc important, dans l'intérêt général, que nous entrions dans quelques détails.

Dans l'état actuel de la science dentaire, trois sortes de substances servent à la confection des dents artificielles : l'hippopotame ou plutôt la défense de l'animal de ce nom (cheval marin ou vache marine), les dents naturelles et les dents mi-

(1) Il est bon que le public sache que sur deux cents personnes à peu près qui prennent à Paris le titre de dentiste, il y en a plus des trois quarts qui usurpent ce titre et exercent sans diplôme et sans aucun titre légal.

nérales. Ces trois sortes de matières sont-elles également propres à remplacer nos organes dentaires? Non assurément. La première, l'hippopotame, qui, comme tous les corps organiques, se décompose à la chaleur et à l'humidité, éprouve promptement dans la bouche des changements qui rendent son usage excessivement désagréable et même dégoûtant, par suite de l'action incessante de la salive et des particules alimentaires qui s'accumulent autour d'elles ou stagnent dans leurs interstices, se putréfient et donnent naissance à des acides plus ou moins corrosifs et fétides : non seulement la matière éburnée de l'hippopotame s'imprégne en peu de temps des humeurs de la bouche, mais encore elle communique à l'haleine une odeur infecte qui se fait sentir à distance, et prend, par sa décomposition, une couleur jaunâtre ou noirâtre, à peu près semblable à celle de la corne, ce qui donne aux dents un aspect hideux et repoussant. Nous ne comprenons pas que ces substances impropres soient encore de nos jours mises en usage par quelques dentistes.

Les dents naturelles, comme substance animale,

sont aussi, quoiqu'à un moindre degré, susceptibles de se décomposer dans la cavité buccale, de changer de couleur et de produire de l'odeur. On doit donc aussi, dans la plus grande majorité des cas, les abandonner.

Les dents minérales sont les seules qui ne présentent pas ces graves inconvénients. Entièrement composées de substances terreuses et métalliques, qu'on fait cuire au four du porcelainier, elles sont inaltérables et ne peuvent par conséquent porter d'odeur ni changer de couleur : aussi peut-on avec ces dents obtenir tout à la fois solidité, propreté et ressemblance parfaite avec la nature, sous le triple rapport des proportions, des formes et des nuances (1) ; elles doivent donc, dans tous les cas, mé-

(1) Après douze années d'essais, nous sommes parvenu, au moyen de pâtes minérales, à imiter si complétement les formes et les nuances des dents naturelles, qu'il serait impossible aux personnes étrangères à l'art, de les distinguer de ces dernières une fois placées dans la bouche ; nous sommes même arrivé à imiter leurs défauts et les différentes affections dont elles sont habituellement le siége, et à donner à la pâte une couleur de gencives des plus naturelles, ce qui, dans certaines circonstances est excessivement précieux. Nous sommes parvenu au moyen des mêmes compositions à faire des dentiers d'un seul morceau qui ne laissent rien à désirer.

riter la préférence sur les autres. Cependant, pour en tirer tous les avantages possibles, il ne suffit pas qu'elles soient incorruptibles, il faut aussi qu'elles remplissent les conditions suivantes :

1° Qu'elles soient montées sur des cuvettes en or ou en platine (1) ;

2° Que ces cuvettes soient ajustées dans la bouche avec une telle précision, que les aliments ne puissent pénétrer entre elles et la gencive, s'y accumuler, s'y putréfier et y déterminer de l'odeur;

3° Que les ressorts, colliers, ou crochets qui servent à les maintenir soient également bien appliqués contre les dents, de manière à ce qu'ils ne puissent les fatiguer, retenir les corps étrangers, ni être, par leur saillie, incommodes à la langue, ou blesser les gencives ;

4° Que les fausses dents correspondent bien avec

(1) Si nous appelons ici l'attention de nos lecteurs sur les seules matières qui doivent servir à la confection des pièces artificielles, c'est qu'il est dans Paris ou ailleurs des individus qui ne craignent pas d'employer à cet usage des métaux impurs, tels qu'un alliage d'or et de cuivre, ce dernier étant en forte proportion, le palladium, l'argent, et même le maillechort. Toutes ces substances peuvent s'oxyder dans la bouche et déterminer des accidents.

celles qui restent dans la bouche, sans être ni heurtées ni fatiguées par ces dernières;

5° Qu'elles ne soient ni trop courtes, ni trop longues, ni trop épaisses; que la nuance et la forme se rapportent parfaitement à celles qui restent;

6° Qu'elles ne produisent pas, comme cela n'arrive que trop souvent quand elles sont mal faites, un changement défavorable à la physionomie, soit que, beaucoup plus courtes ou beaucoup plus rentrées d'un côté que de l'autre, elles rendent la bouche de travers; soit que, trop rentrées en dedans, elles allongent le menton, affaissent les lèvres et donnent à la figure une certaine apparence sénile; soit enfin, au contraire, que, beaucoup trop en avant, elles fassent saillir considérablement les lèvres, disposition qui à le grave inconvénient d'opérer une métamorphose complète de la figure et de lui substituer celle d'un quadrupède, ou du singe, par exemple;

7° Que les points d'appui soient pris sur de bonnes dents et de bonnes racines, et non sur celles qui sont douloureuses ou vacillantes;

8° Que ces mêmes points d'appui soient tellement bien cachés à la vue que l'œil le plus scrutateur ne puisse les apercevoir. D'autres considérations pratiques se rattachent à cet important sujet, que les personnes désireuses de s'instruire sur cette matière trouveront plus au long dans notre *Manuel de l'art du dentiste.*

Nous recommandons aussi à nos lecteurs par dessus toute chose, d'exiger que les pièces soient solidement fixées dans la bouche, soit aux racines par le moyen de pivots, soit aux dents par le secours de crochets. Plus d'une fois, l'oubli de ces précautions a été suivi d'accidents fâcheux. Nous en trouvons plusieurs exemples rapportés dans le journal que nous avons cité précédemment. Un jeune dentiste d'Édimbourg ayant voulu, par esprit d'innovation, se placer des dents sans crochets ni ligatures, paya de sa vie ce malheureux essai : la pièce glissa la nuit dans l'œsophage pendant le sommeil et ne put en être extraite; il survint une ulcération suppurante sur le point d'arrêt, l'artère carotide voisine s'est trouvée baignée dans le pus, elle s'est perforée spontanément du côté de l'œsophage, et le malheureux a succombé presque subitement en vomissant des torrents de sang artériel.

Jamais de tels accidents ne sont à craindre avec les pièces accrochées aux dents voisines ou maintenues par des pivots, ainsi que nous le faisons toujours.

www.ingramcontent.com/pod-product-compliance
Ingram Content Group UK Ltd.
Pitfield, Milton Keynes, MK11 3LW, UK
UKHW022127260726
13993UKWH00003B/1274

9 782019 943868